BEI GRIN MACHT SICH IHR WISSEN BEZAHLT

- Wir veröffentlichen Ihre Hausarbeit,
  Bachelor- und Masterarbeit

- Ihr eigenes eBook und Buch -
  weltweit in allen wichtigen Shops

- Verdienen Sie an jedem Verkauf

Jetzt bei www.GRIN.com hochladen
und kostenlos publizieren

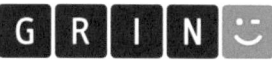

Die Digitalisierung des deutschen Rettungswesens. Ein Überblick über Notfalldetektion, Notrufabfrage und telemedizinische Unterstützung

Alexander Franke

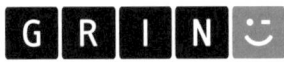

Bibliografische Information der Deutschen Nationalbibliothek:

Die Deutsche Nationalbibliothek verzeichnet diese Publikation in der Deutschen Nationalbibliografie; detaillierte bibliografische Daten sind im Internet über http://dnb.d-nb.de abrufbar.

ISBN: 9783346636089
Dieses Buch ist auch als E-Book erhältlich.

© GRIN Publishing GmbH
Nymphenburger Straße 86
80636 München

Druck und Bindung: Books on Demand GmbH, Norderstedt Germany
Gedruckt auf säurefreiem Papier aus verantwortungsvollen Quellen

Das Buch bei GRIN: https://www.grin.com/document/1188688

IB Hochschule Berlin

Bildungsstrukturen und Bildungsrecht Modul 6.1: Gesundheitsberatung

Einblick in die Digitalisierungen des deutschen Rettungswesens

Inhaltsverzeichnis

1. Einleitung

Schon bei dem Versuch der Begriffsdefinition der Digitalisierung wird klar, dass es sich hier um einen mehrdeutigen Begriff handelt, dessen Ausrichtungen ein breites Feld an Projekten, Forschungen und Zielsetzungen aufweist. (BMEL, 2020, S. 4) Die Projekte und Zielsetzungen sowie die damit verbundenen Begriffserklärungen richten sich dabei an den Priorisierungen der einzelnen Bereiche aus. Eine große Literaturvielfalt lässt sich auch im Bereich des Rettungswesens finden. Auf eine Auswahl an Projekten und Zielsetzungen aus diesem Bereich soll in dieser Arbeit näher eingegangen werden. Der Rettungsdienst steht dabei als zentraler Baustein im Fokus der meisten Digitalisierungsprojekte des Rettungswesens. Ein gemeinsames Ziel dieser Projekte ist die Verbesserung der Versorgungsqualität der Notfallversorgung in Deutschland. Hier ist die Beteiligung vieler Akteure von Beginn einer Notfallsituation bis zur stationären oder ambulanten Weiterversorgung gefragt. (Audebert et al., 2021, S. 120f) Bevor sich die Arbeit mit den vorhandenen, bzw. angestrebten Zielen der Digitalisierung im Rettungswesen beschäftigt. wird im ersten Schritt versucht, eine allgemeine Begriffsklärung in Bezug auf den Terminus Digitalisierung zu finden. Im nächsten Schritt werden die vorhandenen und angestrebten Ziele der Digitalisierungen im deutschen Rettungswesen allgemein vorgestellt. Darauf folgen unter Punkt 5.1 - 5.3 eine detailliertere Vorstellung ausgewählter Digitalisierungsprojekte im Bereich der Notfallorganisation und der Notfallversorgung. Abschließend folgen eine Zusammenfassung sowie ein eigenes Fazit.

2. Begriffserklärung: Digitalisierung

Trotz oder wegen einer ausgeprägten Literaturvielfalt lässt sich aktuell keine einheitliche Umschreibung oder Begriffsdefinition zum Terminus der Digitalisierung finden. Zu Beginn der Digitalisierungsprozesse wurde die Bezeichnung mit dem Umwandeln von analogen Werten in digitale Formate übersetzt. (Jorzig & Sarangi, 2020, S. 3f) Dies beinhaltet die „digitale Darstellung von analogen Informationen, physischen Objekten oder Ereignissen zu schaffen". (BMEL, 2020, S. 4) Beispielhaft dafür stehen die Umwandlungen von analogen Medien, wie z.B. Film und Ton sowie die Transformation von analogen Dokumenten in digitale Dateien. Die Dateien als Resultat der ursprünglichen Digitalisierung konnten dann als Bits und Bytes gelagert, vervielfältig, analysiert und auf unterschiedlichsten Geräten präsentiert werden. (BMEL, 2020, S. 4f) Im Rahmen der Weiterentwicklung der Digitalisierung richtet sich die Begriffserklärung an den angestrebten Zielen der Digitalisierung aus und wird auch mit den Prozessen der „Automatisierung und Optimierung" beschrieben. (Jorzig & Sarangi, 2020, S. 3f) Ein weiterer Bereich der Digitalisierung zielt auf die digitale Modifikation von Instrumenten, einzelnen Geräten oder Gerätegruppen bis zur digitalen Umwandlung und Anpassung ganzer Fahrzeuge ab. (BMEL, 2020, S. 4) In Bezug auf die Tätigkeiten der Notfallsanitäter*innen lassen sich hier einige beispielhafte Prozesse und Zielsetzungen finden, die d'accord mit den obigen Begriffsbezeichnungen gehen. Dazu gehören u.a. die Optimierung der Abläufe innerhalb der Rettungskette, wie z.B. die Notfallversorgung von Patienten*innen mittels Telemedizin sowie die Automatisierung von Notrufen in den Rettungs- und Feuerwehrleitstellen. (Audebert et al., 2021, S. 119f) In Bezug auf die Digitalisierung im Gesundheitswesen lassen sich mehrere Möglichkeiten aufzeigen, die eine aktuelle Relevanz besitzen. Dazu gehören u.a. digitale konsiliarische Möglichkeiten, die Künstliche Intelligenz (KI), die Telemedizin, die elektronische Patientenakte nebst medizinischer App und Blockchain. (Jorzig & Sarangi, 2020, S. 105)

3. Vorhandene Digitalisierungen im Tätigkeitsfeld der Notfallsanitäter*innen

Mit Blick auf das Rettungswesen und die Tätigkeiten der Notfallsanitäter*innen wird schnell sichtbar, dass der Rettungsdienst ein essentielles Bindeglied der Rettungskette ist. (Striebel, 2020, S. 568) Der Rettungsdienst tritt als wesentlicher Akteur in allen Sektoren der Gesundheitsversorgung und der Gefahrenabwehr auf und bildet damit einen zentralen Baustein im Rahmen der Digitalisierung im Bereich der präklinischen Notfallversorgung. (Audebert et al., 2021, S. 120f) Die Schwerpunkte der Digitalisierung im Rettungswesen orientieren sich am Ablauf der Rettungskette. Der Notruf-Eingang und die Notruf-Bearbeitung stellen den ersten Schwerpunkt der Digitalisierung im Rettungswesen dar. Sie umfassen automatische Notrufe (eCall), eine App- und videobasierte Notrufmöglichkeit, eine standardisierte Notrufabfrage, den Einsatz von künstlicher Intelligenz und einige weitere. (ebd., S. 119ff) Ein weiterer Schwerpunkt ist die Einsatzmitteldisposition, die mittels Geo-Routing, sektorenübergreifender, digitaler Dokumentation, Big Data Analytics, künstlicher Intelligenz und IT-gestützter Standortplanung optimiert und digitalisiert werden soll. (ebd., S. 119ff) Der dritte Bereich ist die telemedizinische Unterstützung der Einsatzkräfte und Ersthelfer*innen am Notfallort. Hierzu zählt der Einsatz von künstlicher Intelligenz, der teleärztliche Notdienst sowie die elektrokardiographische Telemetrie. (ebd., S. 119ff) Abschließend bilden die Prozesse Klinikauswahl und Voranmeldung die letzten Schwerpunkte, deren Qualität entscheidend für das outcome der Notfallpatienten und Notfallpatientinnen ist. (Naujoks et al., 2019, S. 59f) Der Fokus liegt hier vor allem auf der Einführung und Optimierung einer digitalen Voranmeldung von Notfallpatienten und Notfallpatientinnen, einer digitalen Protokollübermittlung sowie eines Echtzeit-Kapazitätsnachweises. (ebd., S. 120) Nicht zuletzt durch den Föderalismus und die verschiedenen Priorisierungen nebst Förderungen der einzelnen Länder, sind die Fortschritte in Bezug auf die Digitalisierung im Rettungsdienst in Deutschland sehr unterschiedlich ausgeprägt. (ebd., S. 119) Es lassen sich schon heute viele Prozesse im Rahmen der Digitalisierung im deutschen Rettungswesen finden. Im globalen Vergleich sind diese Entwicklungen allerdings als träge zu bewerten. Aus Gründen der Übersicht und Lesbarkeit werden die vorhandenen Digitalisierungen im deutschen Rettungswesen in separaten Unterkapiteln vorgestellt und beschrieben. Vorweg bleibt zusagen, dass im formalen Rahmen dieser Arbeit nur auf einige ausgewählte Bereiche eingegangen werden kann.

3.1. Notfalldetektion und -meldung

Im Bereich der Notfalldetektion und Notfallmeldung steht aktuell das Mobiltelefon und die automatische Notfallerkennung im Fokus der Digitalisierung. (Audebert et al., 2021, S. 120) Da der Einsatz von Mobiltelefonen im überwiegenden Teil unserer Gesellschaft zum Alltag geworden ist, ist es nicht allzu verwunderlich, dass diese digitale Technik für die Arbeit des Rettungsdienstes eine wichtige Rolle spielt. (Elsner et al., 2018, S. 251f) Der Nutzungsrahmen und das Potenzial dieser Technologie soll und wird bereits in einigen Rettungsdienstbereichen mittels digitaler Optimierung ausgebaut. Ziel ist, den Funktionsrahmen von einfachen Sprachanrufen um die Möglichkeiten einer Standortübermittlung, Videotelefonie sowie einer Notruf-App zu erweitern. (Audebert et al., 2021, S. 121ff) Eine Hürde bei der Einführung dieser Möglichkeiten stellen die abschließenden datenschutzrechtlichen Regelungen dar. Entsprechende Forderungen seitens des Europäischen Parlaments über den Europäischen Kodex für die elektronische Kommunikation postulieren, dass bis Ende 2020 Notrufe per Videoverbindung und weiteren Kommunikationsarten kostenlos zur Verfügung stehen müssen. (ebd., S. 122) Trotz der einheitlichen Bundesentscheidung zur Einführung einer Notruf-App treffen einige Leitstellen noch heute die Entscheidung eigenständig, ob es zum Einsatz einer solchen Technologie kommt oder nicht. (ebd., S. 121f) Eine Standortermittlung mittels GPS (Global Positioning System) oder durch den Einsatz von AML-Verfahren (Automated Mobile Location) ist in den meisten Leitstellenstandorten bereits möglich und gängige Praxis. (ebd., S. 122) Ein weiterer Bereich der Notrufoptimierungen besteht im Ausbau einer automatischen Notfallerkennung und der automatisierten Notrufmeldung. Eine weit verbreitete Technologie, die sich bereits seit einigen Jahren in Deutschland finden lässt, ist das Hausnotrufsystem. (Scholz & Aurbek, 2013, S. 573f) Patienten und Patientinnen tragen das System in Form einer Halskette oder eines Armbandes direkt am Körper. Im Falle einer Bewusstlosigkeit der Betroffenen reagieren die Systeme auf die Lageänderung und setzen infolgedessen einen Notruf an die zuständige Hausnotruf-Leitstelle ab. Die Dispatcher*innen der Hausnotrufsysteme können dann alle relevanten Daten zur Situation und zu den Patienten und Patientinnen an die verantwortliche Rettungsdienstleitstelle weiterleiten. Der Notruf kann auch durch

Drücken eines Knopfes am Armband oder der Kette von den Patienten und Patientinnen selbst ausgelöst werden. Den Patienten und Patientinnen soll damit ermöglicht werden, aus jedem Bereich ihrer Wohnung und in jeder körperlichen Lage einen Notruf mit einfachsten Mitteln zu veranlassen. Welchen Benefit diese Systeme haben, ist in Deutschland nur unzureichend untersucht. (Audebert et al., 2021, S. 123) Eine weitere Entwicklung dieser Systeme findet sich in Form der sog. Ambient Assisted Living Technologien (AAL). Ziel dieser Technologie ist die Optimierung von Detektionssystemen als Frühwarnung bei Verschlechterung des Gesundheitszustandes. Aktuell beschränken sich diese Technologien auf einzelne Projekte und stehen noch vor einigen technischen Herausforderungen. (ebd., S. 123) Des Weiteren sind die aktuellen Systeme örtlich auf die eigene Wohnung und bestimmte Bereiche begrenzt. Ein möglicher Träger dieser Technologie könnte in Zukunft die Smart Watch sein, deren Nutzung in Deutschland 2019 bei 36% der Bevölkerung lag. (ebd., S. 123) Die aktuellen Entwicklungsprioritäten dieser Systeme liegen auf der Früherkennung von Vorhofflimmern, der Blutdruckmessung und der automatischen Notfallerkennung und Notfallmeldung. Das Projekt Optimal@NRW versucht aktuell in 25 Pflegeheimen Frühwarn- und Telekonsultationssysteme zu etablieren und diese mit einer sektorenübergreifenden und digitalen Behandlungsdokumentation zu optimieren. (Dr. Brokmann, 2021) Ziel ist es, die medizinische Akutversorgung zu verbessern und unnötige Krankenhauseinweisungen mit Hilfe eines „virtuellen Tresens" zu vermeiden. (Dr. Brokmann, 2021) Eine weitere Form der AAL Technologie kennen wir bereits aus der Automobilindustrie. Es handelt sich hierbei um die eCall Technologie, die seit 2018 in der EU zur Pflichtausstattung von neu zugelassenen PKW gehört. (ebd., S. 123) Einfach beschrieben erfasst dieses System negative Beschleunigungswerte und reagiert gemäß der programmierten Algorithmen. Das System soll beispielsweise bei einem Aufprall, Überschlag des Kraftfahrzeugs oder bei Auslösung der Airbags die Situation erfassen, bewerten und automatisch eine Verbindung zwischen dem Fahrzeug und der herstellereigenen Leitstelle aufbauen. Die Leitstellenmitarbeiter*innen haben dann die Möglichkeit, sofern dies technisch und physisch noch möglich ist, mit den Insassen zu kommunizieren und erste Daten wie z.B. Fahrzeugmodell, Position und Fahrtrichtung des PKWs an die zuständige Rettungsdienstleitstelle weiterzuleiten. (ebd., S. 123) Zu allen technischen Herausforderungen, die diese Technologien mit sich bringen, ist auch der juristische Rahmen noch abschließend zu klären. (ebd., S. 119–123)

3.2. Strukturierte Notrufabfrage und Situationsbewertung

Eine schnelle und treffsichere Notrufabfrage ist die Grundlage für eine effiziente Disponierung der zur Verfügung stehenden Rettungsmittel. (Scholz & Aurbek, 2013, S. 570ff) Grundlage dafür ist gemäß aktueller Untersuchungen u.a. ein strukturiertes Abfragesystem. (Audebert et al., 2021, S. 124f) Die Herausforderung besteht darin, die Informationen des Notrufs auf Akuität und Gefährdungsgrad zu bewerten. (ebd., S. 124f) Zwei Berliner Studien aus den Jahren 2009 und 2011 zeigen, dass beim Einsatz eines strukturierten Abfragesystems die Notarztalarmierungsquote minimiert und die Abfragequalität wichtiger Vitalparameter signifikant verbessert wurden. (ebd., S. 126) National betrachtet ist der Einsatz von IT-gestützten und standardisierten Notrufabfragesystemen bereits weit verbreitet und hat sich als geeignetes Mittel hinsichtlich der Einschätzung von Notfällen bewährt. Der Untersuchungsstand in Deutschland zum Thema der Notrufabfrage ist bisher allerdings nur wenig ausgeprägt. (ebd., S. 124f) Eine der zentralen Aufgaben der Notrufbearbeitung neben der effizienten Disponierung von Einsatzmitteln ist eine treffsichere Situationsbewertung. Der Fokus liegt dabei u.a. auf dem schnellen Erkennen von Herzkreislaufstillständen und dem Einleiten oder Anleiten von lebensrettenden Maßnahmen. (Metelmann et al., 2019, S. 123–127) Kernaufgabe der Leitstellenmitarbeiter*innen ist dabei die telefonische Anleitung von Anrufern und Anruferinnen im Rahmen von Erste Hilfe Maßnahmen in Form von dispatcher-assisted CPR oder Telefon-CPR bzw. T-CPR. (ebd., S. 126) Die Abkürzung CPR steht hier für die cardiopulmonary resuscitation, also die manuelle Herz-Lungen-Wiederbelebung. Hier sollen Software-Tools die Dispatcher*innen und Ersthelfer*innen mit Hilfe von akustischen und visuellen Mitteln unterstützen. (ebd., S. 127) Ein Beispiel wäre hier der Einsatz eines elektronischen Metronoms zur Verbesserung der Thoraxkompressionsrate. Das schnelle und treffsichere Erkennen eines Herzkreislaufstillstandes bedarf allerdings einer adäquaten Situationsbewertung. Hier kommen nun die Technologie der Videonotrufe und der zukünftige Einsatz von Künstlicher Intelligenz für eine exakte Situationsbewertung in Frage. Eine videogestützte Notrufabfrage ermöglicht es, die Situation vor Ort und den Zustand der Patienten und Patientinnen besser zu bewerten. Es ermöglicht den Leitstellenmitarbeitern und Leitstellenmitarbeiterinnen erste Anzeichen von Gefahren, z.B. Rauch oder Feuer zu erkennen, eine erste visuelle Untersuchung der Betroffenen durchzuführen und die Qualität der Erste Hilfe Maßnahmen zu begleiten.

Weitere Hoffnungen liegen hier auf dem Einsatz von Künstlicher Intelligenz zur Verbesserung der Sensitivität und Schnelligkeit der Symptomeinordnung im Rahmen der Notrufabfrage. (Audebert et al., 2021, S. 128f) Ein Beispiel dafür ist die automatische Identifizierung von Schlüsselwörtern oder Begriffskombinationen, wie z.b. „grau im Gesicht". (ebd., S. 128) Für eine fortlaufende Verbesserung dieser Technologie müssen diese Systeme stetig trainiert und optimiert werden. Dazu ist der Einsatz von „Deep-Learning-Techniken" essenziell. (ebd., S. 128) Diese Technologie wird als sog. „schwache KI" beschrieben und befasst sich im Gegensatz zur „starken KI" mit Prozessen, die einen Eingabeimpuls o.ä. benötigen, während die „starke" KI aus eigenem Antrieb handelt. (Jorzig & Sarangi, 2020, S. 108f) Eine Variante der „schwachen KI" im Bereich der „Deep-Learning-Technik" kennen die meisten bereits aus dem Alltag und nutzen diese in Form von Software Agents, wie z.b. Siri oder Alexa. (Jorzig & Sarangi, 2020, S. 109f) Die Grundlage für die Optimierung dieser Systeme ist die Verknüpfung von einsatzrelevanten Daten, wie z.b. Wetterlage und Quelle des Notrufs und den Informationen der Einsatzprotokolle mit den getroffenen Bewertungen der KI-Technologie. (ebd., S. 128) Der Einsatz einer „starken Künstlichen Intelligenz" liegt aktuell noch in der Zukunft, wohingegen die „schwache KI" bereits in der Gesellschaft angekommen ist. (Jorzig & Sarangi, 2020, S. 107–113)

3.3. Telemedizinische Unterstützung

Die Dienstleistungen und Möglichkeiten der telemedizinischen Unterstützung zeigen im nationalen Kontext eine breite Vielfalt auf und werden als Teilbereich der Gesundheitstelematik verstanden. (Jorzig & Sarangi, 2020, S. 170) Dabei reichen die Leistungen von einfachsten Unterstützungen, wie z.B. der videokonsiliarischen Zusammenarbeit zwischen der landärztlichen Versorgung und den oftmals ballungsnahen Spezialkliniken bis hin zu komplexen Unterstützungen in Form von telemedizinischen Befundungen des Zustands der Patienten und Patientinnen und deren Vitalfunktion mittels automatischer Bewertungstechnologie. (Thiel & Deimel, 2020, S. 20ff) Der Ursprung der Telemedizin im Rahmen der notfallmedizinischen Unterstützung ist bereits einige Jahrzehnte alt und wurde u. a. in den USA eingeführt. (Audebert et al., 2021, S. 132f) Dabei wurde per Funkübermittlung eine EKG-Telemetrie von der Einsatzstelle zum Zielkrankenhaus eingesetzt. „In Apulien, Italien, überträgt der Rettungsdienst jährlich über 100.000 (!) EKG." (ebd., S. 132) Diese Technologie wurde seit einigen Jahren um die Funktion des Vitaldatenstreamings und dem Einsatz von Telenotarztsystemen erweitert. Mit Hilfe des Vitaldatenstreamings ist es den Rettungsdiensten möglich, sofern die technischen Voraussetzungen gegeben sind, die erhobenen Daten und Informationen vom Einsatzort direkt an die aufnehmende Zielklinik zu übertragen. (Brokmann et al., 2017, S. 109) Durch den Einsatz dieser Technologie sollen die Schnittstellen zwischen der präklinischen Notfallversorgung und der Weiterbehandlung durch den klinischen Sektor optimiert werden. Dazu gehören mittlerweile auch automatische Voranmeldesysteme mit integriertem Echtzeit-Kapazitätsnachweis. (Audebert et al., 2021, S. 133) Kernstück der telemedizinischen Unterstützung ist aktuell die Weiterentwicklung des telenotärztlichen Systems, dem sog. Telenotarzt-System (TNA-System). (Süss et al., 2020, S. 151f) In Deutschland finden sich einige Projekte zum Thema der telenotärztlichen Versorgung, wobei Aachen und einige Nachbarlandkreise als federführend im Rahmen der Einführung in Deutschland gelten. (ebd., S. 132) Die Ergebnisse der Fall-Kontroll-Studie aus Aachen zeigten, dass die Behandlung mittels TNA-System der Behandlung einer physisch präsenten Notarztposition in nichts nachstand. (ebd., S. 132f) Weitere Ziele des TNA-Systems sind die Reduzierung der Anfahrts- und Einsatzzeiten der notärztlich besetzten Einsatzmittel sowie die parallele Bedienung mehrerer Anforderungen. Die telemedizinische Unterstützung ist besonders in den ländlichen Bereichen ein mögliches Mittel, die Versorgungsqualität in den betroffenen Regionen zu verbessern. (Süss et al., 2020, S. 151f) Begründet durch den demographischen Wandel, steigende Einsatzzahlen, erschwerte Landschaftsausprägungen und saisonal schwankende Bevölkerungszahlen, ist das TNA-System nur ein Baustein, der mittels digitaler Optimierungsmöglichkeiten den o.g. Gründen entgegenwirken sollen. (Süss et al., 2020, S. 164)

4. Zusammenfassung

Zusammenfassend kann gesagt werden, dass sich die Etablierung der Digitalisierung in Deutschland noch am Anfang ihres Ausbaus befindet. (Jorzig & Sarangi, 2020, S. 261) Im Rettungswesen warten einige Technologien im Rahmen der Digitalisierung noch auf ihren Einsatz im deutschen Rettungsdienst. Besonders in den Bereichen, in denen mit sensiblen und persönlichen Daten umgegangen wird, ist eine nachvollziehbare und eindeutige Legislative Voraussetzung für deren Wirken. Der Bereich der Standortermittlung von Notfallorten ist in Deutschland mittels AML-Verfahren (Advanced Mobile Location) in den meisten Regionen bereits möglich, liegt jedoch in einer rechtlichen Grauzone. (Audebert et al., 2021, S. 122) Der Einsatz der Technologie wird allerdings individuell auf Länder- oder Kreisebene beschlossen und umgesetzt. (ebd., S. 121f) Der Ausbau dieser Systeme ist aus notfallmedizinischer Sicht bedeutend für die Verbesserung der allgemeinen Versorgungsqualität des Rettungswesens und wird u.a. durch den Föderalismus ungleich umgesetzt. (ebd., S. 119 - 124)   Von der Standortermittlung über die automatische Detektion und Meldung von Notfallereignissen hin zu strukturierten und treffsicheren Notrufbearbeitungen und einer auf KI basierten Standortplanung und Alarmierung der Einsatzmittel, wird das Rettungswesen in allen Tätigkeitsbereichen eine Optimierung im Rahmen der Digitalisierung erfahren. (ebd., S. 119 - 136)   Für die Effizienz dieser Optimierungen ist eine adäquate Aus- und Fortbildung der tätigen Akteure und Akteurinnen von großer Bedeutung. Dabei sollte die Ausbildung vor der Einführung solcher Systeme erfolgen, um möglichen Überforderungen der Anwender und Anwenderinnen vorzubeugen. (ebd., S. 136) Abschließend hervorheben möchte ich die Entwicklungen im Bereich der telenotärztlichen Unterstützung in Form des Telenotarzt-Systems (TNA). Diese in Aachen und einigen weiteren Regionen eingesetzte Technologie zeigt insbesondere in den ländlichen Regionen einen Benefit im Rahmen der Versorgungszeiten und der Versorgungsqualität an. (ebd., S. 132) Die flächendeckende Einführung dieser Systeme wird durch die wenig ausgebaute Infrastruktur in bestimmten Regionen vor eine große Herausforderung gestellt. Alle Digitalisierungsprojekte hängen mit dem Vorhandensein bestimmter Technologien zusammen. (BMEL, 2020, S. 6) Der Ausbau der Technologien hat in Deutschland und weltweit zuletzt durch die Corona Pandemie einen Aufschwung aber auch eine negative Bewertung zum aktuellen Stand erhalten. Die digitale Optimierung des Rettungswesens zeigt großes Potential, die steigenden Anforderungen der Versorgungsqualität in der Notfallversorgung zu bewältigen. (ebd., S. 119) Dies bezieht sich sowohl auf den Notfall oder das Hilfeersuchen eines einzelnen Individuums als auch auf die Bewältigung und Vorhersage von Katastrophen und Großschadenslagen.

5. Fazit

Die in dieser Arbeit beschriebenen Digitalisierungen stellen nur einen Bruchteil der digitalen Optimierungsmöglichkeiten im deutschen Rettungswesen dar. Durch den Einsatz von Notfallsanitätern und Notfallsanitäterinnen auf fast allen Ebenen der Rettungskette bildet diese Berufsgruppe einen zentralen Kern der Digitalisierungsansätze und -projekte im Rettungswesen. Für eine effiziente Wirkung dieser Technologien müssen alle handelnden Personen mit den technischen und digitalen Möglichkeiten ihres Arbeits- und Einsatzgebietes vertraut gemacht und geschult werden. Eigene Erfahrungen zeigen, dass beispielsweise die technischen Möglichkeiten den Kompetenzen der Nutzer*innen oftmals weit voraus sind. Um dies zu vermeiden ist es wichtig, die Akteure und Akteurinnen auf dem Weg der digitalen Optimierung mitzunehmen. Einige Systeme befassen sich allerdings nur wenig mit der Behandlung von Notfallpatienten und Notfallpatientinnen. Ihr Optimierungsansatz liegt in der optimalen Strukturierung und Verteilung der notfallmedizinischen Versorgungseinheiten. Dabei wird der Ausbau von „schwachen KI" Systemen in Zukunft eine tragende Rolle spielen. In dem aktuellen Forschungsprojekt „AI Rescue" unter Leitung der Björn Steiger Stiftung soll am Beispiel der „Modellregion Gesundheit Lausitz" mittels KI-basierter Datenanalyse die Versorgungsqualität des Rettungswesens optimiert werden. (Prof. Dr. Fügenschuh, 2021) Im Rahmen dieses Projektes soll mittels Software die Rettungskette virtuell abgebildet werden, um eine Vielzahl von Simulationen möglicher Einsatzszenarien nachzustellen. Mit den Ergebnissen soll dann eine effiziente Standortplanung der Rettungswachen und Rettungsmittel erfolgen, deren Aktualität oftmals stark veraltet oder obsolet ist. (Prof. Dr. Fügenschuh, 2021) Eine weitere Herausforderung bei der Implementierung der voranschreitenden Digitalisierungen im Rettungswesen ist die Absicherung gegen intentionelle oder akzidentelle Störungen. (Audebert et al., 2021, S. 135f) Diese sind der Grundstein für das gesellschaftliche Vertrauen in die zukünftigen Technologien des Gesundheitswesens. Dies gewinnt durch die Tatsache, dass sich die meisten dieser Systeme an den vulnerablen Lebensphasen der Betroffenen orientieren, noch mehr an Bedeutung.

Quellenverzeichnis

Audebert, H., Augurzky, B., & Beckers, S. K. (2021). *Qualitätsmonitor 2020* (F. Dormann, J.
Klauber, & R. Kuhlen, Hrsg.). MWV Medizinisch Wissenschaftliche
Verlagsgesellschaft.

BMEL. (2020). *Glossar zur Erklärung wesentlicher Begriffe der Digitalisierung* (S. 43)
[Glossar].
https://www.bmel.de/SharedDocs/Downloads/DE/Broschueren/handreichung-
digitalisierung.pdf?__blob=publicationFile&v=5

Brokmann, J., Felzen, M., Beckers, S., Czaplik, M., Hirsch, F., Bergrath, S., & Rossaint, R.
(2017). Telemedizin: Potenziale in der Notfallmedizin. *AINS - Anästhesiologie ·
Intensivmedizin · Notfallmedizin · Schmerztherapie, 52*(02), 107–117.
https://doi.org/10.1055/s-0042-108713

Dr. Brokmann, J. C. (2021, März 29). *Notfall Digitalisierung?! – Das verspricht das KHZG PD
Dr. Jörg Christian Brokmann* [Interview]. https://healthcare-in-
europe.com/de/news/notfall-digitalisierung-das-verspricht-das-khzg.html

Elsner, C., Blaschka, M., & Kleehaus, M. (2018). App-basierte Systeme im Bereich der
medizinischen Notfallversorgung. *Notfallmedizin up2date, 13*(03), 251–266.
https://doi.org/10.1055/a-0607-1962

Jorzig, A., & Sarangi, F. (2020). *Digitalisierung im Gesundheitswesen: Ein kompakter Streifzug
durch Recht, Technik und Ethik.* Springer.

Metelmann, B., Metelmann, C., Schneider, L., Vollmer, M., Fischer, M., Bohn, A., Wnent, J.,
Hahnenkamp, K., & Brinkrolf, P. (2019). Anstieg der Laienreanimationsrate in
Deutschland geht mit vermehrter Telefonreanimation einher. *Der Notarzt, 35*(06), 323–
328. https://doi.org/10.1055/a-1039-3693

Naujoks, F., Faul, P., Hagebusch, P., & Schweigkofler, U. (2019). Auswahl der richtigen
Zielklinik – Welcher Patient in welche Klinik? *Notfallmedizin up2date, 14*(01), 47–66.
https://doi.org/10.1055/a-0646-3546

Prof. Dr. Fügenschuh, A. (2021). *Künstliche Intelligenz im Einsatz für den Rettungsdienst.* Brandenburgische Technische Universität. https://www.b-tu.de/news/artikel/18338-kuenstliche-intelligenz-im-einsatz-fuer-den-rettungsdienst

Scholz, J., & Aurbek, N. (Hrsg.). (2013). *Notfallmedizin* (3., vollst. überarb. und erw. Aufl). Thieme.

Striebel, H. W. (2020). *Anästhesie, Intensivmedizin, Notfallmedizin* (10., aktualisierte Auflage). Georg Thieme Verlag. https://doi.org/10.1055/b000000059

Süss, R., Dewenter, C., Ekinci, A., Laslo, T., & Fleßa, S. (2020). Das Telenotarztsystem – Potentiale für die präklinische Notfallversorgung im ländlichen Raum. *Gesundheitsökonomie & Qualitätsmanagement, 25*(03), 163–168. https://doi.org/10.1055/a-1100-2639

Thiel, R., & Deimel, L. (2020). *Einsatz und Nutzung von Telemedizin – Länderüberblick* (S. 1–23). Bertelsmann Stiftung. https://www.bertelsmann-stiftung.de/fileadmin/files/BSt/Publikationen/GrauePublikationen/VV_SHS_Telemedizin.pdf

BEI GRIN MACHT SICH IHR WISSEN BEZAHLT

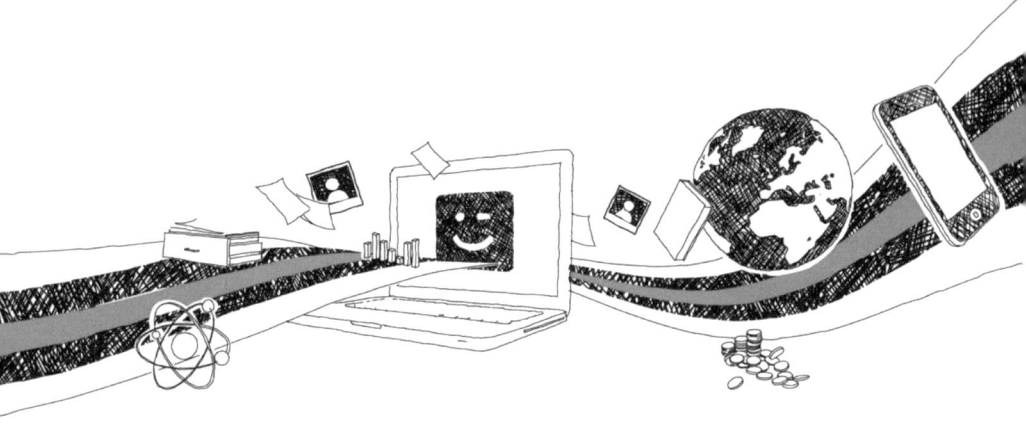

- Wir veröffentlichen Ihre Hausarbeit,
  Bachelor- und Masterarbeit

- Ihr eigenes eBook und Buch -
  weltweit in allen wichtigen Shops

- Verdienen Sie an jedem Verkauf

Jetzt bei www.GRIN.com hochladen und kostenlos publizieren

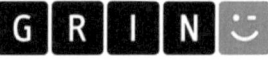